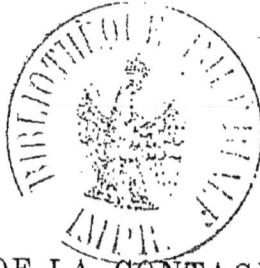

DE LA

PHTHISIE TUBERCULEUSE

Nice. — Typ. V.-Eugène GAUTHIER et Cᵒ, descente de la Caserne, 1.

DE LA CONTAGION

DE LA

PHTHISIE

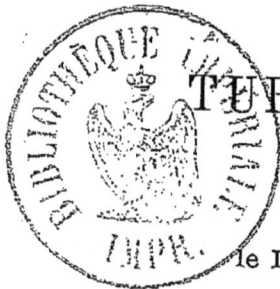

TUBERCULEUSE

PAR

le Dr LÉON BRACHET

MÉDECIN CONSULTANT AUX BAINS D'AIX (SAVOIE)

NICE

TYPOGRAPHIE DE V.-EUGÈNE GAUTHIER ET COMPAGNIE

—

1867

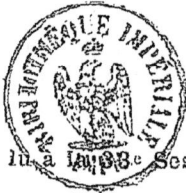

MÉMOIRE

lu à la 28e Session du Congrès Scientifique de France

DE LA CONTAGION

DE LA

PHTHISIE TUBERCULEUSE

En parcourant le programme si sagement tracé par le comité du Congrès, j'ai de suite été arrêté par la question de la contagion de la phthisie tuberculeuse. Où pouvait-elle avoir plus d'intérêt que dans ce pays, où les malades viennent de tous les coins du monde, demander aux lumières de la science médicale et à la chaleur du soleil, non pas quelques jours de vie, mais une guérison radicale. En effet, il n'est pas, aujourd'hui, un praticien qui ne puisse citer quelque cas de guérison de tuberculose bien définie, opérée sur les belles côtes de la Méditerranée.

Cette question avait aussi pour moi un intérêt tout personnel; appelé souvent dans des campagnes, où l'on a conservé quelques-unes des anciennes superstitions qui avaient traversé les Alpes, j'ai voulu, fort d'une étude sérieuse, d'observations approfondies, pouvoir lutter contre ces idées étroites qu'enfanta dans les masses le brutal instinct de la conservation.

La contagion de la phthisie est-elle encore une question à laquelle on ne puisse répondre que par le doute? Non, grâce aux progrès que l'anatomie pathologique, aidée du microscope, a pu faire ces dernières annéés.

Grâce aux patientes et minutieuses recherches de nos confrères d'outre-Rhin, grâce aux observations et aux derniers travaux de nos maîtres de Paris, nous pouvons, à cette heure, affirmer que la phthisie n'est pas contagieuse. La crainte de la contagion a laissé trop de victimes mourir dans l'abandon et la misère. La science doit aujourd'hui venir en aide à la philanthropie pour détruire les derniers vestiges des idées contagionistes. L'Italie, l'Espagne, le Portugal, quelques contrées du Midi de la France avaient embrassé ces idées, aux conséquences fatales pour les malades et pour leurs familles. Dans certaines localités, la loi, aidant cette frayeur du vulgaire, faisait brûler et détruire tout ce qui avait servi à des poitrinaires. On devait, au plus vite, désinfecter, repeindre les appartements. La science elle-même était sous le joug de ces croyances. Le grand pathologiste Morgagni ne permit jamais à ses élèves d'approcher le corps d'un poitrinaire. Valsava, Baumes, Morton, Van Swieten, Senneret, Sarcone, tous grands noms, apparaissent tour à tour à la tête des contagionistes. Mais, en médecine comme ailleurs, l'erreur est facile, surtout quand on n'a pour établir un principe que des faits isolés et incomplets.

J'ai lu, pour ma part, bien des observations tendant à prouver ce grand thème de la contagion de la phthisie tuberculeuse. J'ai rencontré, soit dans mes relations, soit dans ma pratique, de ces filiations curieuses que poursuit la fatalité, en vouant à une mort semblable et lente des gens qu'un sort commun avait rapprochés. En face de faits aussi curieux, je me serais rangé parmi les contagionistes. Mais quelle portée ont de semblables observations? Qui m'assure d'un diagnostic bien précis, bien exact? Où trouverai-je une autopsie bien régulière? D'ailleurs, les auteurs anciens qui ont, les premiers, adopté l'idée de la contagion, pouvaient-ils avoir des données bien précises sur l'étiologie d'une affection dont la nature n'est connue que depuis les travaux des Wirchow, des Kuts, des Lebert, des Villemin, etc.? Morton, Portal, admettaient quatorze espèces de phthisie ; Sauvage en comptait vingt espèces.

Ce n'est que Bayle qui a réduit, au commencement du siècle, à six espèces le nombre des phthisies. Je ne vous ferai pas rentrer dans l'historique des faits qu'apportent à leur appui les contagionistes. On ne réfute pas des faits tels que celui du cordon de sonnette infecté, dont parle Lusuriaga; tels que celui dont parle Van Swieten, quand il raconte que les crachats d'un jeune phthisique étaient d'une odeur tellement insupportable qu'ils infectèrent deux femmes qui le soignaient.

Pas plus que le fait dont parle Fournet, où l'on voit successivement une femme infecter mortellement son premier mari, puis un second, qui infecte sa deuxième femme, qui, elle, à son tour, infecte son dernier mari.

C'est étrange, c'est bizarre ! Mais qui m'y montre la transmission morbifique? Passons à des auteurs plus modernes et voyons sur quoi se base M. Guenau de Mussy, qui, dans ses savantes cliniques, se range parmi les contagionistes. Comme M. Guénau de Mussy, il faut admettre qu'il y a des angines et des catarrhes qui sont contagieux. Comme lui, aussi, il faut admettre que ces angines ou catarrhes, livrés à eux-mêmes, peuvent produire sur l'organe de la respiration une incitation morbide qui peut favoriser le développement de l'élément tuberculeux. Mais peut-on conclure qu'une maladie est elle-même contagieuse, parce que des causes, pouvant l'engendrer, le sont?

L'angine, pas plus que le catarrhe, n'entraînent pas toujours et fatalement après eux le développement des tubercules.

Plus loin, M. Guenau de Mussy, ayant observé que, le plus souvent, la transmission s'opère du mari à la femme, explique ce fait par la continuité plus grande du contact, quand c'est le mari qui est malade, vu les soins plus dévoués et plus continus du sexe faible pour le sexe fort. Si la contagion existait, il me semblerait bien difficile qu'un mari l'évitât, quelles que fussent ses occupations en dehors de son intérieur domestique. Pour ma part, je vois aussi, dans ce dévouement sublime de la femme, une cause de la fréquence des phthisies observées chez des veuves de maris phthisiques. Mais je n'ai pas besoin d'admettre la contagion pour m'expliquer ce fait. Ne trouve-t-on pas alors, dans l'existence de ces femmes, une série des causes

que nous pouvons lire dans tous les traités qui se
sont occupés de l'étiologie de la tuberculose? Après
avoir passé de longs mois, souvent même de longues années, à lutter contre ce mal terrible qui
leur ravit tout espoir, après avoir veillé de longues
nuits au milieu d'une atmosphère que l'on ne re-
nouvelle pas, loin du grand air, ce *pabulum vitæ*,
se nourissant à peine, cachant leurs larmes sous
des sourires factices, s'étiolant lentement; quoi
de plus naturel que de les voir périr ainsi, victimes
de ce mal qui ne demande pour germer que la plus
légère déviation de la vie organique, que le plus
léger *prolapsus* des forces vitales. On ne peut
se demander pourquoi ces femmes épuisées suc-
combent plutôt à la tuberculose qu'à une autre
affection, quand on sait que cette affection frappe
un sixième des populations. Si la contagion était un
fait possible, où irions-nous? La fréquence du mal
augmente, c'est un fait; mais la source en est dans
la misère et la faim, que l'agglomération des
grandes villes engendre; dans la vie qu'on y mène,
dans l'atmosphère viciée qu'on y respire. Si, dans
les populations rurales, la maladie est moins fré-
quente, c'est qu'elles mangent et respirent mieux!
Le nombre des phthisiques est si considérable à
Paris et à Londres, qu'on serait effrayé des résultats

possibles et probables de la contagion de cette terrible maladie, dit Bricheteau (1). Il nous avoue n'avoir jamais rencontré de cas favorable à l'idée de la contagion; cependant, il a traité pendant de longues années des tuberculeux entassés sous une misère commune, respirant le même air, usant des mêmes objets nécessaires à la vie que d'autres restés parfaitement sains. Il cite Bosquillon (2), qui n'a pu trouver un fait à l'appui de la contagion pendant une longue pratique au milieu des pauvres de la capitale. Ce dernier auteur avance un fait très-curieux : il a soigné beaucoup de phthisiques riches, à tous les degrés de la maladie, demandant à des nourrices leurs dernières forces vitales, durant de long mois; et jamais il n'a su qu'une de ces nourrices fût devenue phthisique. Cependant, dans un pareil contact, il me semble bien que l'on doit trouver toutes les conditions de transmissibilité, si elle est possible.

Malgré les progrès et les efforts de notre art, la phthisie enlève annuellement trois millions d'individus sur la surface du globe, comme l'a si bien

(1) Affections chroniques de l'appareil respiratoire.
(2) Traduction de Cullen.

indiqué M. Schnepp, dans ses précieuses statis=
tiques :

	Population.		Perte annuelle par phthisie.
Europe	266 millions	. , .	931,000
Asie	600 »	. . . .	1,800,000
Amérique	60 »	. . .	210,000
Afrique	40 »	. . .	80,000
Océanie	2 »	. . .	2,000
	968 millions.		3,023,0000

Etudions donc les produits anatomo-patholo-
giques de la tuberculose; voyons ce que l'on entend
par contagion, puis cherchons entre ces deux idées
de tubercule et de contagion quels sont les rapports
qui peuvent fixer notre esprit.

On doit nécessairement admettre une diathèse
tuberculeuse, qui n'est autre chose qu'une anomalie
de la vie végétative, mettant l'individu dans des
conditions de terrain propres à la formation du tubercule (1). Mais disons tout d'abord que l'on ne
trouve pas dans la circulation de substance hété=
rogène, anormale. On sait que la fibrine du sang
des phthisiques augmente, tandis que les globules

(1) Niemeyer. — *Pathologie interne.*

diminuent; fait qui ne peut caractériser la maladie, puisque cela se passe dans plusieurs affections de la même manière. Quelle est maintenant la nature et la progression du tubercule?

Ce n'est que dans les ouvrages des micrographes modernes que l'on peut étudier le tubercule. Tous ont pu croire que son histologie était la même, mais tous ne concordent pas sur sa nature.

C'est à ce point que nous les voyons se diviser, pour admettre :

Les uns, avec Lebert et Vögel, que le tubercule est composé d'une partie comparable à un exsudat, et, d'une autre, présentant des traces d'organisation, corpuscules sans analogue dans l'économie ;

D'autres admettent, avec Mandl, que le tubercule est un exsudat de matières moléculaires, parsemées de granules irréguliers dispersés et d'aspect graisseux; matière qui s'est coagulée, après avoir été liquide ; que, partant, la matière tuberculeuse est nécessairement amorphe, et que tout ce qui n'est pas amorphe n'est pas du tubercule.

Evidemment, cette opinion n'a plus d'adeptes à cette heure. Les corpuscules sont trop réguliers dans leurs formes et leurs volumes, pour être formés par une segmentation toute artificielle.

L'opinion la plus commune, aujourd'hui, est celle de Wirchow, qui est aussi celle de Robin et de Kuss. Pour eux, le tubercule naît par génération directe de la transformation d'un tissu normal. Les corpuscules, après avoir figuré dans les tissus sains et normaux, arrivent à une période de dégénérescence, de destruction, qui se termine par dissolution.

On comprend alors que les caractères du tubercule peuvent varier suivant les différents tissus normaux, au dépens desquels ils se forment.

Quand on examine attentivement la granulation grise, on voit une masse agrandie et envahissante d'épithélium, présentant, au centre, un peu de matière amorphe, puis des cellules en voie de dissolution.

Avec le temps, les vaisseaux sont éloignés, atrophiés ; les tissus épithiliaux se nourrissent mal, la matière graisseuse se développe et donne une teinte jaunâtre au tubercule gris, vers leur centre. C'est alors que l'on arrive à la période de ramollissement, qui se produit dès que les vaisseaux, trop comprimés, ne peuvent plus apporter la vie nutritive. Alors on voit les éléments organiques se dissoudre du centre à la circonférence. Ces tubercules, ou compriment les tissus sains, ou ils jouent le

rôle de corps étrangers. C'est alors que l'on rencontre des déchirements, des hémoptysies.

Une fois le tubercule ramolli, il est éliminé à
l'état liquide, par des crachats. Quand il arrive que
plusieurs tubercules se réunissent, ils forment la
caverne; cette caverne peut suppurer de longs
mois, ou se cicatriser quand le tubercule a été ex-
pulsé à l'état liquide, ou quand il passe à l'état cal-
caire. Tous les tubercules ne suivent pas la même
marche et n'ont pas une même progression. Le
diagnostic n'est pas toujours facile, entre cette tuberculose spécifique et l'infiltration tuberculeuse;
pour celle-ci, ce n'est pas une forme particulière du
tubercule, mais simplement du pus épaissi répandu
dans le tissu pulmonaire. C'est, comme dit Wirchow, *une masse primitivement inflammatoïre, catarrhale ou purulente, qui s'est ratatinée à la suite
d'une résorption incomplète.* Cette tuberculose in-
filtrée est une forme variée de la pneumonie caséeuse, qui souvent se rencontre seule, comme d'autres fois elle s'accompagne de granulations tuberculeuses. Mais cette pneumonie s'étend facilement
des parois des bronches au parenchyme pulmo-
nnaire, où elle peut produire la vraie phthisie.

Je crois qu'au point où en est la science, on doit

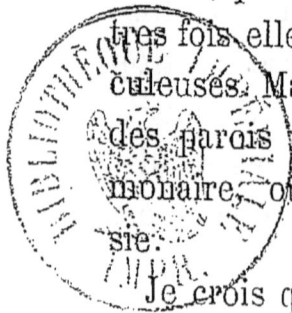

admettre, avec le docteur Lefaivre, de Lyon, plusieurs genres de phthisie :

1° Une *tuberculose* pulmonaire vraie, maladie
rare, relativement au nombre des phthisiques; elle
est caractérisée par le tubercule jaune, dépendant
d'une altération profonde du tissu conjonctif, à
marche fatale;

2° Une *pseudo-tuberculose*, caractérisée par l'infarctus épithélial des vésicules de l'organe (granulations grises);

3° Une *pseudo-tuberculose*, caractérisée par l'infarctus purulent (pneumonie purulente, infiltration
tuberculeuse);

4° Enfin, une *pseudo-tuberculose*, caractérisée par
l'infarctus catarrhal (infiltration tuberculeuse,
pneumonie catarrhale).

C'est la dernière espèce, qui donne lieu aux cas
les plus nombreux.

Examinons maintenant les crachats, et voyons
si leur nature peut donner lieu à l'idée de transmission par leur intermédiaire.

Dans les diverses périodes de la phthisie, les crachats proviennent, pour beaucoup, des bronches,
qui sont sous le coup d'un catarrhe chronique.

Ce sont, dans le début, des crachats muqueux, crus, puis ils deviennent muco-purulents. Le microscope nous montre alors, dans les crachats, des cellules atrophiées, un détritus finement granulé : phénomènes qui annoncent que les crachats ne sont pas de formation nouvelle, mais qu'ils ont longtemps séjourné dans le poumon. Plus tard, on y découvre des fibres élastiques, avec leurs contours nets et leurs divisions dichotomiques, fibres qui montrent, par leur réunion et leur direction, qu'elles appartiennent aux parois des alvéoles.

Quand, enfin, la caverne s'est formée, on trouve des crachats arrondis, numulaires, grisâtres : ce sont des amas *pelotonnés*, opaques, arrondis, à surface inégale, *sputa fundum petentia* des anciens.

Le microscope nous montre alors des cellules granulées et des corpuscules de détritus irrégulier; ces détritus de fibres élastiques proviennent des alvéoles. Ces crachats sont arrondis comme les cavités où ils se sont formés; ils ont une couleur verdâtre, qui provient de la grande quantité d'éléments organiques qu'ils renferment. Quant à ces grumeaux arrondis, fétides, caséeux, que l'on a pris, à tort, pour des tubercules, ils ne sont formés que par le produit de la sécrétion tonsillaire (1).

(1) Niemeyer. — *Traité de pathologie.*

La chimie ne peut nous éclaircir en rien, au sujet des crachats des phthisiques ; elle n'y trouve aucune différence avec ceux provenant d'un simple catarrhe bronchique.

MM. Donné et Guetersbock (de Berlin) n'ont pu arriver à distinguer les globules du pus de ceux du mucus, vu la trop facile reproduction des leucocytes sur une membrane muqueuse irritée. La micrographie est aussi impuissante à analyser les crachats des phthisiques, dans le but d'y trouver un caractère spécifique.

On peut, néanmoins, conclure, d'après l'examen des crachats, que le poumon est sous le coup des grands ravages que la tuberculose seule peut y produire ; car il n'y a que les grandes ulcérations que produit cette maladie qui puissent éliminer dans les crachats ces fibres élastiques, à direction tortueuse, souvent réunies en faisceaux, comme dans le poumon. Ces fibres, mêlées à du pus, sont facilement reçonnues ; il suffit de les traiter par l'acide acétique, qui dissout le pus, mais qui n'a aucune action sur elles ; à part ces fibres, produit particulier de la phthisie, les crachats ne présentent rien de particulier.

On y trouve de la salive et du pus des cellules pavimenteuses et des cellules d'épithelium cylindrique, à cils vibratiles, qui proviennent de la muqueuse du larynx. Pour les crachats avec des stries de sang, ils présentent de grandes cellules distendues, contenant un pigment sanguin, avec des globules rouges. Les crachats, noirâtres ou verdâtres, ne présentent que du pigment noir, qui indiquerait une pneumonie mélanique.

Relativement aux sueurs nocturnes de la phthisie, la chimie et la micrographie ont vainement cherché à y trouver un élément particulier, spécifique, qui pût servir d'agent de transmission. Je l'avoue, les sueurs sont pour les contagionistes un précieux véhicule.

Mais il faut un germe à transporter. Or, j'ai vainement cherché, par les analyses les plus précises, un principe, un germe, je n'ai jamais trouvé qu'un excédant de l'élément graisseux ou caséeux, comme dans toutes les sueurs des fièvres hectiques.

Ces sueurs sont, d'ailleurs, particulières à la phthisie, c'est vrai; mais leur cause s'explique si facilement par la destruction des vésicules pulmonaires. L'hématose, et, par conséquent, l'exhalation aqueuse et gazeuse du poumon, se faisant alors plus difficilement, la peau subit une exagération supplémentaire. Ces fortes sueurs s'expliquent aussi par l'affaiblissement de tout l'organisme; elles survien-

nent comme complément de la chaleur fébrile, qui
existe toujours d'une manière plus ou moins sen-
sible. Voulant m'assurer de la non virulence des
sueurs des phthisiques, j'ai recueilli moi-même, au
mois de juin dernier, des sueurs d'une jeune femme
qui était venue demander à nos inhalations sulfu-
reuses l'amélioration tardive d'une tuberculose, qui
déjà avait envahi le poumon gauche dans toute son
étendue ; la phthisie avait été parfaitement recon-
nue et établie par deux de mes confrères de Lyon,
également habitués à diagnostiquer une affection
si commune dans cette ville. Je pris donc de ces
sueurs, réunies au moyen d'une éponge très-fine,
et, pratiquant, à l'aide d'un bistouri, deux petites
plaies sous-cutanées derrière les deux oreilles de
cinq lapins, âgés de quatre semaines environ, j'in-
oculai un peu de ces sueurs, comme l'avait fait
M. Villemin avec des fragments de tubercule.

Je laissai trois mois mes lapins en pleine liberté
dans un jardin clos. Je les sacrifiai dans les premiers jours de septembre : je ne trouvai ni séro-
sité dans le péritoine, ni semis tuberculeux, pas
plus dans l'intestin que dans les poumons. Je dois,
d'ailleurs, avouer que je n'avais fait cette expérience qu'avec la conviction anticipée du résultat,
l'observation quotidienne et clinique ne m'ayant

jamais porté à admettre la possibilité de la transmission par ce produit physiologique, qui n'est alors
qu'exagéré, mais non modifié. Peut-on mieux l'admettre par l'inhalation? Si l'on veut admettre la
contagion par les voies respiratoires, comment
expliquer que cet air contaminé, c'est-à-dire ser-
vant de véhicule aux principes morbifiques émanés
des malades, soit aussi innocent dans les grandes
salles des hôpitaux, où l'on peut parfois compter
une vingtaine de phthisiques sur une centaine de
malades.

Dans l'air ainsi exhalé par les phthisiques, M. Guetersbock a vainement cherché, par l'analyse chimi-
que, une effluve, un élément qui pût servir de germe
à la maladie.

Ce que je viens de dire n'a trait qu'à la contagion, mais non point à l'inoculation.

Car mes conclusions vont prouver la différence
immense que j'établis entre ces deux modes de
transmission des principes morbides

Je ne puis prendre une idée plus juste de la contagion qu'en m'arrêtant, suivant M. Trousseau, à
la définition de M. Anglada, de Montpellier. Pour
lui, la contagion est *la transmission d'une affection*

morbide de l'individu malade à un ou plusieurs
individus, par l'intermédiaire d'un principe matériel
étant le produit d'une élaboration morbide spéci-
fique ; lequel principe, communiqué à l'homme sain,
détermine chez lui les mêmes phénomènes, les mê-
mes expressions symptomatiques que les phénomènes,
les expressions symptomatiques observées chez l'in-
dividu d'où il est parti.

Comment maintenant s'opère cette transmission?
Evidement par *simple contact,* comme la syphilis,
qui se transmet par contact du virus avec la muqueuse du gland, sans lésion, sans écorchure.

Comme la pustule maligne, puisque l'on voit
chaque jour des bergers infectés pour avoir dé-
pouillé des brebis mortes du sang de rate. Evidemment la phthisie ne peut se transmettre de cette
façon, l'expérience quotidienne est là pour prouver
le contraire.

Pour l'*inoculation* proprement dite, que certains
auteurs ont à tort considérée comme une variété de
la contagion, elle est aujourd'hui un fait acquis à
la science, pour ce qui concerne la phthisie. Mais,
pour cette affection, comme pour toutes les maladies virulentes, l'inoculation, pour réussir, demande un virus, puis une surface dénudée des
téguments réfractaires à une absorption trop facile.

Il faut une ouverture artificielle, puis un élément morbide. Dans la phthisie, cet élément ne peut être pris que dans le poumon mort, puisque nous avons déjà vu que les excrétions physiologiques ne pouvaient le fournir.

Que toutes les maladies contagieuses soient inoculables, cela doit être, puisque la différence n'a pour point de départ qu'une plus ou moins grande susceptibilité de l'organisme à absorber le germe morbide. L'idée de virus et d'inoculation tuberculeuse a eu beaucoup à lutter avant de sortir nette et précise des observations de MM. Villemin, Hérard et Cornil.

Déjà Laëmec, se piquant le doigt dans une autopsie de tuberculose et y voyant survenir une tumeur tuberculeuse, avait incliné pour l'idée d'inoculation. L'allemand Kortum fit plusieurs expériences, sur des enfants, qui furent heureusement sans résultat ; mais, aujourd'hui, nous pouvons conclure à l'inoculation, basé sur les expériences suivantes. Au commencement de l'année 1866, Villemin annonçait à l'Académie ses expériences d'inoculation de la matière tuberculeuse ; ces expériences aussi sérieuses, aussi convaincantes, répétées plusieurs fois, ont été couronnées du plus grand succès.

M. Villemin a pris plusieurs lapins de la même portée, les a mis dans les mêmes conditions de vitalité, après avoir inoculé à plusieurs d'entre eux de petits fragments de tubercule et un peu de liquide puriforme d'une caverne pulmonaire, pris sur le poumon et l'intestin d'un phthisique mort depuis trente-trois heures. Après trois ou quatre mois, il les sacrifiait tous et trouvait des tubercules dans les différents organes de ceux auxquels il avait inoculé le virus, tandisque les autres étaient sains.

MM. Hérard et Cornil ont répeté les expériences de Villemin, seulement pour s'assurer si la force virulente existait dans le tubercule ou dans la matière caséeuse. Ils ont fait l'expérience suivante :

Ils ont pris sept lapins d'environ six semaines, ils en ont placé six dans une caisse rectangulaire, où ils pouvaient se mouvoir et respirer à l'aise. Le septième a été laissé libre; sur celui-ci, ainsi que sur un des six autres, aucune inoculation n'a été pratiquée. Des cinq restants trois ont été inoculés exclusivement avec la matière des granulations tuberculeuses, grises, demi-transparentes ou opaques, jaunâtres, recueillies sur le péritoine et les plèvres d'un phthisique. Pour les deux derniers, ces messieurs se sont servis de la matière caséeuse extraite des poumons.

L'inoculation a été pratiquée deux fois, le 12 décembre 1865 et le 1er janvier 1866. Comme M. Villemin, ces messieurs ont pratiqué derrière l'oreille de l'animal une petite plaie sous-cutanée et y ont introduit de petits fragments des substances indiquées plus haut.

Ces messieurs sacrifièrent les sept lapins deux mois après la première inoculation. Ils trouvèrent que :

1° Les deux lapins auxquels rien n'avait été inoculé ne présentaient aucune lésion, ni des poumons, ni des autres viscères, qui eût rapport au tubercule;

2° Le résultat a été également négatif pour les lapins auxquels avait été inoculé la matière caséeuse pulmonaire ;

3° Quant aux trois autres lapins, ils ont offert dans le poumon des lésions tuberculeuses. Car ces lésions étaient formées par un groupe de petites granulations semi-transparentes, dures, grises, se coupant facilement, donnant une section plane avec des parties un peu opaques au centre. Leur tissu résistant était composé de très-petits noyaux sphériques, agglomérés, réunis par une matière granuleuse, ou par des fibres. Ces granulations examinées au microscope, ont offert une ressem-

blance complète avec celles de l'homme et celles
que M. Villemin avait découvertes quelques
mois auparavant. Au même moment, le célèbre
professeur agrégé du Val-de-Grâce continuait ses
expériences sur des lapins et sur des cabris ; à
l'autopsie, il a encore trouvé le même résultat.

Que pouvons-nous déduire d'expériences aussi
réussies, par des hommes aussi recommandables
devant la science ?

La granulation, lésion spécifique et essentielle
de la tuberculose, est succeptible d'être inoculée ;
mais non point la matière caséeuse, ni le pus, ni la
fibrine, ni la graisse. Que conclure de ce fait de
l'inoculation, sinon la spécificité diathésique de la
tuberculose et, partant, la possibilité de rencon-
trer un jour le spécifique qui devra prendre sa
place dans la thérapeutique ?

Je crois que M. Villemin, après des expériences
aussi concluantes que les siennes, a bien le droit de
classer la phthisie à côté de la morve, du farcin ou
de la syphilis.

Evidemment, c'est une affection virulente, puis-
qu'elle peut s'inoculer. On ne peut admettre que
la phthisie soit inoculable par les sueurs, les crachats ou l'haleine des phthisiques, puisque nous
avons vu plus haut qu'aucun de ces agents présu-

més de la transmission ne renferme un élément qui puisse constituer le germe. Ce qu'il nous importait d'établir, après les observations de nos savants confrères, c'est :

1° Ce fait de l'inoculation bien différent de celui de la contagion ;

2° Que cette inoculation s'opère par la substance propre du tubercule, par un fragment du tubercule, comme l'ont fait ces messieurs, mais non point par la matière caséeuse, pas plus que par le pus, pas plus que par les sueurs.

L'état caséeux est un degré d'épaississement, une métamorphose graisseuse.

Les éléments des tubercules, pauvres en matière aqueuse, se transforment facilement en matière caséeuse.

J'aurais pu citer des observations pour prouver que la transmissibilité par les produits physiologiques est irrationelle, impossible ; mais qu'importent des faits, quand l'expérience quotidienne nous en révèle à chaque pas ? Combien de fois n'arrive-t-il pas de voir des jeunes gens des deux sexes, de constitution frêle et délicate, cohabiter de longues années avec des personnes qui sont mortes de phthisie dans leurs bras, sans ressentir le moindre symptôme. Ces sueurs nocturnes, dont se prévalent tant les contagionistes, comme d'un véhicule facile et commode, arrivaient bien cependant jusqu'aux muqueuses les plus délicates.

Toutes les conditions de disponibilité existent pourtant dans ces accouplements, où l'un se hâte de dépenser un excès de vitalité pendant que l'autre réveille, par une imagination affaiblie, ses forces déjà languissantes (je n'admets cependant pas l'opinion absurde et ridicule qui prête aux tuberculeux une inclination immodérée aux plaisirs vénériens), et je partage pleinement l'opinion de M. Guenau de Mussy : l'appareil génital, selon lui, participe à la débilitation générale, quand la maladie est confirmée, et ceux qui continuent à abuser de leurs facultés génésiques obéissent plutôt à une excitation cérébrale qu'à une impulsion des organes générateurs.

Malgré cette impossibilité de la transmission de la phthisie par contact, je veux bien croire qu'une longue cohabitation avec une personne malade, qu'une vie continuelle dans une atmosphère qui se vicie dès qu'elle ne se peut se renouveler, comme cela se passe le plus souvent dans les appartements occupés par des gens malades de la poitrine; que les fortes émanations produites par les excrétions de toute nature des malades peuvent avoir une influence fatale sur la santé des gens les plus sains. Mais ceci n'a rien de spécifique et rentre dans le domaine de l'hygiène générale.

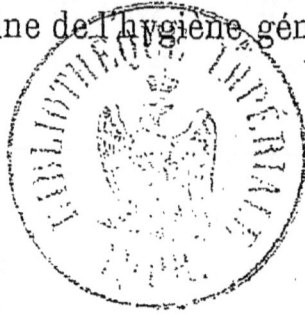

~~~~~~

Nice. — Typ. V.-Eugène GAUTHIER et Cⁱᵉ.

www.ingramcontent.com/pod-product-compliance
Lightning Source LLC
Chambersburg PA
CBHW062311201125
35779CB00044B/1580